AF460054

USAGE ALIMENTAIRE

DE LA

VIANDE DE CHEVAL

BANQUET DES HIPPOPHAGES

USAGE ALIMENTAIRE

DE LA

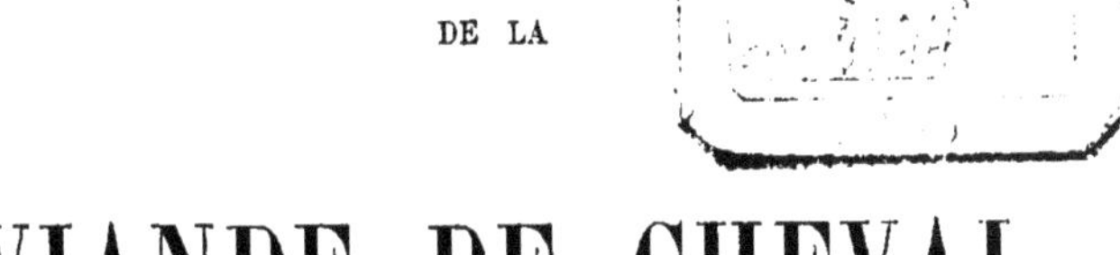

VIANDE DE CHEVAL

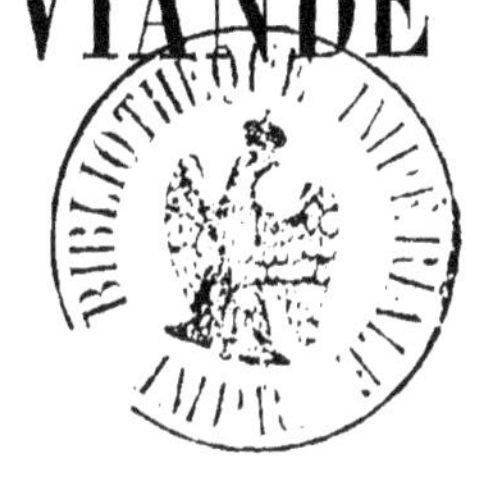

BANQUET DES HIPPOPHAGES

PARIS
IMPRIMERIE E. DE SOYE
2, PLACE DU PANTHÉON
1865

USAGE ALIMENTAIRE

DE LA VIANDE DE CHEVAL

Faut-il faire entrer la viande de cheval dans la consommation, à titre d'auxiliaire, ou bien doit-on l'abandonner aux usages industriels, ou la laisser perdre, comme entachée d'un vice originel ? Ces questions ont déjà donné lieu à de nombreuses discussions, sans qu'elles aient reçu, chez nous, une solution satisfaisante.

Les uns, trop enthousiastes, soutiennent que la viande de cheval est aussi bonne que celle de bœuf, et déclarent, par conséquent, qu'elle doit être placée sur la même ligne : les autres, imbus de préjugés, ne veulent point entendre parler d'un aliment susceptible cependant de rendre de grands services à la société tout entière, et particulièrement aux classes laborieuses, puisque cette viande reviendra nécessairement à un prix moins élevé que celle des autres animaux de boucherie.

Puis arrivent les faiseurs d'esprit, qui ont pour mission d'amuser le public ; plusieurs d'entre eux veulent démontrer qu'ils n'ont jamais rien oublié, parce qu'ils n'ont jamais rien appris ; ils savent plus ou moins bien se servir des armes de l'ironie, qui heureusement deviennent, de jour en jour, moins puissantes en France ; ils ne prouvent rien, à la vérité, mais ils ont souvent encore les rieurs de leur côté ; et si parfois le public leur donne raison, le progrès, la civilisation, les idées les meilleures, les plus pratiques, sont ajournées au détriment des masses. On a dit que l'esprit courait les rues. Quel esprit, mon Dieu ! Il faudrait bien mieux qu'il fut plus rare et plus sensé ; car souvent l'esprit se croit en droit d'attaquer une proposition quelconque, sans l'avoir étudiée.

On calomnie les bonnes intentions des partisans de l'hippophagie, parce qu'on ne les connaît pas, et qu'on ne cherche pas à les apprécier. C'est pour éclairer le public que nous avons cru devoir porter devant son tribunal une cause qui a droit à toutes les sympathies.

Isidore Geoffroy Saint-Hilaire, illustre et par la science et par le cœur, disait avec beaucoup de raison : « N'est-il pas absurde de perdre, chaque mois, par toute la France, des millions de kilogrammes de bonne viande, quand par toute la France aussi, il y a des millions d'hommes qui manquent de viande ? »

Cette vérité est incontestable. La population chevaline compte, en France, plus de trois millions de têtes qui se renouvellent à peu près par quinzième; donc, tous les ans,

200,000 chevaux sont mis hors de service et par conséquent abattus. Nous voulons supposer que 50,000 ne puissent pas servir à la nourriture de l'homme ; il en resterait encore 150,000 propres à entrer dans la consommation, sans compter les ânes et les mulets, dont la chair fournit un aliment de bonne qualité, et qu'on peut estimer à 700 ou 800,000. Or, un cheval abattu donne, en moyenne, 200 kilog. de viande, soit un total approximatif de 30 millions de kilog. Nous devons même ajouter que ce poids augmenterait, à partir du jour où le propriétaire d'un vieux cheval aurait intérêt à lui donner plus de soins, afin d'en tirer un parti plus avantageux, en le vendant au boucher, au lieu de l'user jusqu'à la dernière limite de ses forces. N'est-il pas réellement fâcheux qu'une quantité assez importante d'aliments nutritifs au suprême degré soit totalement perdue, alors que l'on cherche partout le moyen de s'en procurer à bon marché ?

Dira-t-on que la viande de cheval n'est pas saine ? C'est là un argument qui n'a plus aucune valeur. Le Conseil d'hygiène publique et de salubrité, et le Comité consultatif d'hygiène publique de la France, composés d'hommes éminemment pratiques et tout à fait experts dans la matière, ont déjà déclaré plusieurs fois, et récemment encore, que la viande du cheval était aussi saine que celle des autres animaux alimentaires, et que l'on pouvait, par conséquent, l'introduire dans la consommation, sans aucun inconvénient.

Des faits nombreux et concluants ne laissent, à cet égard, aucune place au doute :

Dans les divers États de l'Allemagne, des boucheries de viande de cheval sont ouvertes librement, depuis 1855 ; leur nombre s'est progressivement accru. A Vienne, en 1863, il a été abattu 1,954 chevaux, qui ont fourni en moyenne 350 livres de viande ; à Berlin, 1,302 chevaux ont été livrés à la consommation, pendant l'année 1863 ; à Altona, il existe trois boucheries, débitant au moins 550 chevaux ; à Hambourg, 85 ont été abattus en 1863 ; à Vilvorde, ville de 8,000 habitants, près Bruxelles, le commerce de la viande de cheval se fait concurremment avec celle des autres animaux de boucherie (1).

Jamais l'on ne s'est aperçu que cette nourriture exerçât une influence pernicieuse sur la santé des consommateurs. Toutes les bêtes sont sujettes à des maladies, et cependant on mange, sans aucune répugnance, le bœuf, le mouton, le porc, la volaille, etc. Il est bon de rappeler que la viande cuite, alors même qu'elle proviendrait d'un animal malsain, n'occasionnerait aucun accident grave.

Néanmoins, dans tous les abattoirs, on rencontre des inspecteurs, des vétérinaires, chargés de visiter les animaux, et d'estampiller la viande reconnue saine ; il

(1) *Documents officiels demandés par la Commission instituée, le 21 janvier 1864, pour faire les démarches les plus propres à obtenir que la viande de cheval entrât dans l'alimentation publique.* — Bulletin mensuel de la Société protectrice des animaux, Novembre 1864.

en serait absolument ainsi pour les chevaux. On peut croire même qu'à leur égard on exercerait une surveillance encore plus active; par conséquent le consommateur trouverait toutes les garanties désirables. Il existe donc une analogie complète, et nous ne voyons pas pourquoi toutes les viandes ne seraient pas, sous ce rapport, placées sur la même ligne.

Objectera-t-on que la chair du cheval n'est pas bonne, qu'elle n'est pas agréable au goût, et qu'elle reste dure et coriace, même après la cuisson? Il est fort difficile de discuter, en se plaçant sur ce terrain, car chacun apprécie d'une façon différente les mets qui lui sont présentés.

On rencontre des gourmets qui éprouvent une grande jouissance en mangeant des huîtres, des escargots, des grenouilles, du gibier de tout genre plus ou moins faisandé, tandis que d'autres rejettent la plupart de ces aliments. S'en suit-il pour cela qu'il faille les laisser de côté?

Pour apprécier la viande de cheval, pour se rendre compte de sa valeur, il faut en manger, comme nous l'avons fait nous-mêmes, comme l'ont fait beaucoup d'incrédules, et avec eux on conviendra qu'elle n'a rien de désagréable au goût, pas plus que celle de l'âne et du mulet. Nous devons ajouter que l'analyse chimique constate, de la façon la plus certaine, que cette viande est plus riche en principes assimilables que celle du bœuf.

Nous ne prétendons pas que la chair d'un cheval

âgé de quinze à vingt ans soit aussi bonne, aussi agréable que celle d'un bœuf de cinq à six ans ; mais si nous comparions un vieux cheval et un vieux bœuf, tout l'avantage serait pour le premier, surtout si le bœuf avait été longtemps utilisé comme bête de travail.

Un homme des plus compétents, M. Leblanc, membre de l'Académie impériale de médecine, qui, mainte et mainte fois, a fait servir sur sa table de la viande de cheval, formule ainsi son opinion : *vieux bœuf, mauvaise viande ; vieux cheval, bonne viande.*

Ce savant vétérinaire a en outre démontré que non seulement il ne serait pas utile, mais qu'il serait désavantageux d'engraisser le cheval, attendu que la graisse n'ajoute rien à la qualité de la viande ; que même la viande maigre est meilleure et surtout plus facile à digérer.

C'est la réponse à faire à cette objection que, s'il fallait engraisser les vieux chevaux avant de les livrer à la boucherie, le prix de vente ne compenserait pas le prix de l'engraissement.

Pense-t-on qu'une vieille vache de quinze à dix-huit ans, qui a mis au monde une douzaine de veaux, et qui a fourni, pendant sa carrière, 40,000 à 45,000 litres de lait, et souvent même du travail, donnera de la viande excellente et bien supérieure à celle du cheval? Évidemment non; cependant on mange tous les jours de la vache, que les bouchers font passer pour du bœuf; parfois même on la trouve succulente. Les cuisiniers savent attendre qu'elle soit *rassise*, et la font mariner, soit dans l'huile, soit dans du vin blanc. En agissant de même pour le cheval, et le faisant suffisamment cuire, on aura un mets excellent, qui tiendra le milieu entre le bœuf et le chevreuil; mais cette préparation n'est pas nécessaire pour qu'il fournisse un bon aliment.

Le nombre des vaches est quatre à cinq fois plus considérable que celui des bœufs. Tout le monde sait que ces bêtes ne sont point abattues pendant leur jeune âge : elles ne sont pas élevées en vue de la boucherie; elles sont destinées à la production, et doivent nécessairement suivre leur carrière avant d'arriver à l'abattoir. Sous ce rapport, le cheval a donc avec la vache une grande analogie.

A Paris, la chair des chevaux entre de plus en plus dans la consommation. L'année dernière, quatre individus ont été condamnés à la prison, pour avoir *trompé* sur la chose vendue, en livrant pour du bœuf de la viande de cheval que les consommateurs trouvaient excellente. La fraude n'a été connue que par une dénonciation. Le meilleur moyen d'empêcher la vente clandestine, non surveillée, et par conséquent dangereuse, c'est d'autoriser la vente ostensible.

D'après l'expérience et l'observation de plusieurs médecins, le bouillon de cheval convient mieux à certains estomacs que celui de bœuf, qui est ordinairement gras, et par conséquent plus indigeste, tandis que celui de cheval contient peu de graisse et beaucoup de sucs nutritifs : il en est d'ailleurs de même pour la viande.

La chair du cheval sera toujours, sous le rapport de l'économie, préférable à celle du bœuf, puisque son prix de revient sera nécessairement moins élevé. C'est ce qui a lieu en Allemagne, en Danemark et en Belgique, où le prix du kilogramme ne dépasse pas 50 centimes, et reste quelquefois au-dessous. On a fait, à ce sujet une foule de théories, toutes plus innocentes les unes que les autres; on est allé jusqu'à dire que les partisans de l'hippophagie voulaient remplacer le bœuf par le cheval, et que ce dernier serait ainsi élevé, nourri et engraissé dans le but seulement de fabriquer une bête de boucherie ; puis on a posé des chiffres dont on a tiré des conclusions qui sont fort éloignées de la vérité.

Qui donc a prétendu qu'il fallait élever des chevaux pour la boucherie ? Nous ne connaissons aucun hippophage qui ait soutenu sérieusement cette niaiserie. Nous savons bien que, par sa conformation osseuse, le cheval est destiné avant tout au travail, et qu'on se heurterait à des impossibilités en voulant lui donner une autre destination : mais lorsque la carrière de cet auxiliaire de l'homme est terminée, que faut-il en faire ? L'abattre après l'avoir écrasé de travail, l'avoir privé d'une nourriture suffisante, et lui avoir fait subir les plus mauvais traitements, puis le jeter à la voirie, comme on le fait aujourd'hui, en conservant seulement les parties commerciales, telles que la peau, la corne du sabot, le crin, la graisse, les os, ou bien transformer sa chair en engrais ? Voilà le système déplorable contre lequel nous nous élevons. Nous désirons, et cela dans l'intérêt de l'humanité, que l'on tire parti de la viande, qui est saine et bonne, comme nous l'avons démontré. Eh bien ! dans ces conditions, n'est-il pas facile de comprendre qu'elle se vendra toujours à un prix peu élevé, et qu'elle contribuera ainsi, pour une large part, à améliorer l'hygiène des classes laborieuses, privées de viande, cet aliment réparateur !

En posant la question dans ces termes, est-il possible de trouver des contradicteurs sérieux ? Nous ne le pensons pas.

Nous avons même la certitude qu'en abrégeant un peu la carrière des chevaux, en les sacrifiant dès que leurs forces se perdent et qu'ils ne font plus un travail suffisamment rémunérateur, leur chair restera encore à un prix bien moins élevé que celle des autres animaux de boucherie. On perd, en France, plus de 30 millions de kilog. de bonne viande ; nous voulons l'utiliser en la faisant entrer dans la consommation usuelle. Voilà le but que nous cherchons à atteindre. Nous ne sommes pas des enthousiastes, mais des hommes ayant la ferme conviction qu'ils font une œuvre utile en agissant de la sorte. Nous ne craignons pas d'affronter les rires moqueurs, pourvu que nous ayons l'espérance de sécher une larme, en diminuant les privations de nos semblables, et de soustraire de pauvres animaux à d'odieuses brutalités.

Nous oublions, à la vérité, de compter avec le préjugé, avec la routine, cette puissance des nations qui ne jouissent point encore de tous les bienfaits de la civilisation. Qu'est-ce donc que le préjugé? un fantôme que l'on regarde avec une certaine frayeur, et qui disparaît quand on l'attaque en face. Le préjugé n'appartient qu'aux esprits faibles, aux esprits incertains; eh bien, malgré cela, nous aurons de la peine, assure-t-on, à le vaincre. Nous voulons bien croire que quelques personnes reculent devant une répugnance qu'elles subissent, sans pouvoir s'en rendre compte; mais nous ne pouvons admettre que des hommes graves laissent le préjugé triompher de leur raison.

Il a fallu bien du temps, il est vrai, pour faire passer la pomme de terre dans la consommation. On peut se rappeler que les corps savants de l'époque avaient déclaré que la pomme de terre, comme toutes les plantes de la famille des solanées, contenait un principe vénéneux, et que de son usage alimentaire résulteraient des maladies dangereuses. Les plus modérés, parmi les adversaires du nouvel aliment, demandaient pourquoi l'on emploierait, pour faire croître ce détestable et grossier tubercule, une terre propre à des cultures plus profitables. Parmentier ne se découragea pas, et après une lutte longtemps soutenue, il triompha des oppositions. Aujourd'hui la suppression de cet excellent légume amènerait peut-être une révolution.

Si, au XVIIIe siècle, il a fallu toute la persévérance de Parmentier et la bienveillante intervention de

Louis XVI, pour faire introduire la pomme de terre dans nos cultures, devons-nous craindre une semblable résistance pour la viande de cheval? Non : autre temps, autres mœurs.

Le peuple français ne raisonnait pas toujours à cette époque ; le défaut d'instruction l'empêchait de se rendre compte des faits les plus simples. Il n'en est plus de même aujourd'hui : les populations se sont éclairées. Bientôt un aliment délaissé, sans aucun motif plausible, deviendra d'un usage habituel, et comblera un vide dans la consommation publique; car le préjugé, s'il existe encore, n'a pas de profondes racines. Depuis près d'une année, des distributions gratuites de viande de cheval, cuite ou crue, ont été faites, toutes les semaines, dans les quartiers populeux, par les soins du Comité. Jamais il n'a été possible de satisfaire toutes les demandes, même lorsqu'on avait trois chevaux à donner en un jour. La chair, le foie, la langue, la cervelle étaient également recherchés. Et ce ne sont pas seulement des indigents qui ont accepté, sans répugnance, un aliment dont on ne leur dissimulait point l'origine; un grand nombre de personnes aisées en ont fait servir sur leurs tables.

L'expérience nous paraît assez concluante pour suspendre les distributions hebdomadaires, jusqu'au moment où des boucheries autorisées seront ouvertes. Nous remercions publiquement les souscripteurs qui, répondant à notre appel, ont bien voulu, par leur offrande, contribuer à l'œuvre de propagande que nous avons entreprise. Les nouveaux dons qui seront recueillis auront plus tard la même destination (1).

---

(1) LISTE DES SOUSCRIPTEURS

MM.		
Alix	5	»
Amette	1	»
André (Monseigneur)	2	»
Andecy (de)	10	»
Arthur de Pont	5	»
Auber	5	»
Ayliès	3	»
Barthélemy (Mlle)	3	»
Bance (Albert)	10	»
Bance (Madame)	10	»
Bernis	10	»
Beaven (Madame)	10	»
Billet (Madame)	2	»
Blain (docteur)	30	»
Bodin	15	»
Boitelle (Madame)	20	»
Boutry	5	»
Bossin	10	»
Bonnet	5	»
Bouet (l'abbé)	1	»
Bourrel	10	»
Bouglise (de la)	5	»
Bourguin	20	»
Bourguin (fils)	3	»
Bryas (Mme la comtesse de)	20	»
Brancion (Mme la comtesse de)	10	»
Bull	5	»
Calderon	50	»
Chavanis	»	50
Chardin	5	»
Cam	10	»
Chapelier (l'abbé)	10	85
Chalanqui	25	»
Chéronnet	5	»
Châteauneuf (Madame la comtesse de)	2	»
Cloquet (le docteur Jules)	10	»
Clérambault (Madame la comtesse de)	20	»
Couder	5	»
Cordier (le commandant Justin)	5	»

MM.		
Coulon	1	»
Couturier de Vienne	5	»
C... G... (Mademoiselle)	3	»
Croix (le marquis de)	20	»
Dandrieux	5	»
Delbrück (Jules)	10	»
Decroix	5	»
Dufour (l'abbé)	4	»
Durandeau	2	»
Durand (Paul)	5	»
Fache	10	»
Février (Alexandre)	1	»
Foissard (Madame)	10	»
Gaffarel	1	»
Gaytte de Tenu	20	»
Geoffroy St-Hilaire (A.)	25	»
Geoffroy-St-Hilaire (Mme)	10	»
Gibert	25	»
Govon (Madame)	5	»
Gosweler (Madame)	5	»
Godard	5	»
Goze	10	»
Gérard	1	»
Griois	10	»
Grammont (Madame la comtesse de)	3	»
Guillon (l'abbé)	10	»
Du Hamel	1	»
Haumont	5	»
Joly	4	»
Joly (père)	2	»
Josse	2	»
Jeanne (Mademoiselle)	1	»
Janssaud	5	»
Langlois (Hippolyte)	5	»
Lamquet	3	»
Lanskoy (Madame la comtesse de)	5	»
Lacroix	5	»
Larrey (le baron)	10	»
Lecoq (insp. génér. des Écoles vétérinaires)	10	»
Lenck	2	»
Lescot (vét. principal)	5	»

Une autre objection se produit ; c'est une objection de sentiment. « Manger du cheval, ce fidèle serviteur, cet ami de l'homme, est, dit-on, un acte coupable, une sorte de profanation. »

MM.		
Lejeune	5	»
Lelion-Damiens	20	»
Lonchamp	2	»
Ludovic Carrau	1	»
Lévêque (Madame)	5	»
Marie	1	»
Mathieu	20	»
Maumey	5	»
Masset	1	50
Méry	5	»
Michel (le colonel)	20	»
Minelle (Mademoiselle)	5	»
Montalembert (Madame la comtesse de)	10	»
Mullet (Madame)	4	»
Nassoy (capitaine)	2	»
Nepecker (Mademoiselle)	10	»
Oderdias	20	»
Œschger	10	»
Planat (docteur)	2	»
Petetin (Anselme)	20	»
Peters	5	»
Peyssou	1	»
Petit	5	»
Poisson (le baron)	40	»
Prudhomme	2	»
Reboul (l'abbé)	51	»
Ravel	10	»
Rattier	20	»
Renault Eug. (Madame)	20	»
Riffé (Madame)	50	»
Rigaud	5	»
Rossignol	5	»
Roucher	5	»
Rochel de Valvins	1	»
Rogertteury	1	»
Roycourt	2	»
Royer	2	»
Saussay	10	»

MM.		
Sauvenay	5	»
Saleron (Madame)	10	»
Saint-Georges (Mme de) mère	10	»
Saint-Georges (Mme de)	10	»
Saint-Join	1	»
Serres	6	»
Soye (de)	10	50
Soye (de) fils	3	»
Sorel	5	»
Tenon	1	»
Thouin	1	»
Thomassin	100	»
Thellier	20	»
Thirouin	1	»
Thirouin (Madame)	1	»
Tibaud	20	»
Totain	2	»
Usse	3	»
Uhrick (le Général)	20	»
Vassal (Madame)	10	»
Veisse	10	»
Dix-huit personnes anonymes ont versé	113	»
La Société impériale d'acclimatation	500	»
Total	1925	35

En outre, trois chevaux ont été offerts pour les pauvres par Madame Geoffroy-Saint-Hilaire, et par MM. Ducoux et Decroix.

Le total des dépenses s'élève à la somme de 1484 70

Il reste donc en caisse, le 25 mars 1865 ...... 440 65

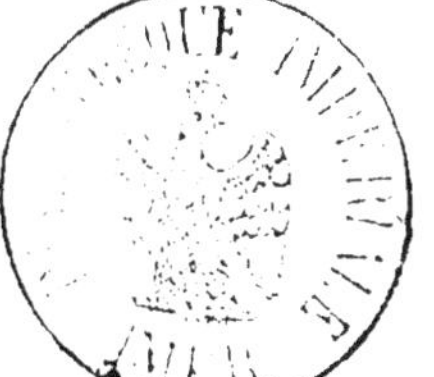

Nous répondons que l'on pourrait alléguer les mêmes raisons à l'égard du bœuf, qui est aussi le compagnon de nos travaux. Et pourquoi n'épargnerait-on pas la vache, cette bête douce et timide, dont l'espèce est beaucoup plus répandue que celle des chevaux; la vache, cette bonne nourrice de la famille, à laquelle les enfants prodiguent des caresses et des soins? Et la chèvre, dont les mamelles remplacent souvent celles de la mère absente ou malade? Et l'agneau, si gentil, le favori du jeune enfant? Et la poule, élevée dans la maison et souvent réchauffée sur le sein de la fermière? On vend cependant ces animaux, soit sur les marchés, soit au boucher, et ceux qui les mangent ne croient pas commettre un acte de cruauté.

Si l'on veut bien y réfléchir, on verra que livrer le cheval à la consommation, c'est le moyen de lui épargner les tortures qui sont presque toujours le partage de sa vieillesse.

C'est précisément parce que, d'ordinaire, il sert exclusivement au travail, qu'on l'exténue et qu'on l'use jusqu'à son dernier souffle ; mais à partir du jour où la chair des chevaux hors de service entrera dans le commerce de la boucherie, on les traitera d'autant mieux qu'on aura intérêt à accroître leur valeur, comme substance alimentaire.

On a des ménagements et des soins pour les animaux que l'on mange, parce qu'on ne veut pas s'exposer à *gâter une marchandise;* et l'on accable de travail et de mauvais traitements le cheval, l'âne et le mulet, précisément parce qu'on ne les mange pas.

On comprend, dès lors, que ce soient les Sociétés protectrices des animaux, établies à Vienne, à Berlin, à Hanôvre, à Hambourg, à Altona, et dans d'autres grandes villes d'Allemagne qui, autant par compassion pour les misères auxquelles la vieillesse des chevaux est réservée, que par sollicitude pour les besoins du peuple, aient pris l'initiative dans la question qui nous occupe, en ouvrant des boucheries de viande de cheval.

C'est aussi pour cela qu'en 1856, après avoir entendu un rapport plein de faits et de déductions pratiques, sur l'ouvrage d'Isidore Geoffroy Saint-Hilaire, ayant pour titre : *Lettres sur les substances alimentaires, et particulièrement sur la viande de cheval,* la Société protectrice des animaux à Paris fit, auprès de l'autorité, des démarches pour obtenir que des boucheries spéciales fussent autorisées. Cette année encore, elle a renouvelé ses instances auprès de M. le Préfet de police, qui les a prises en sérieuse considération.

Mais il fallait, nous a-t-on dit, que l'exemple vînt d'en haut, et que la viande à bas prix fut appréciée par ceux qui pourraient s'en passer.

C'est pour atteindre ce but que nous avons organisé un Banquet hippophagique. Nous avons adressé un appel à des hommes qui, par leur haute position sociale, pouvaient exercer une influence salutaire sur l'opinion publique ; ils ont sympathiquement répondu à notre appel, et nous croyons remplir un devoir en donnant ici un compte-rendu des résultats : les incrédules, et ceux qui ont formé leur opinion sur des renseignements inexacts, pourront ainsi acquérir la conviction que nous avons déjà fait un grand pas en avant.

Les Membres du Comité d'organisation :

Le docteur Blatin;
Boncompagne, avocat;
Bourguin, ancien magistrat;
Bourrel, vétérinaire;
Le commandant Justin Cordier;
Decroix, vétérinaire;
Jules Delbrück, homme de lettres;
Albert Geoffroy-Saint-Hilaire, sous-directeur du Jardin d'Acclimatation;
Alfred de Lavalette, directeur du journal l'*Économie rurale ;*
Lelion-Damiens, homme de lettres.
Léon Soubeiran, chef du secrétariat de la Société impériale d'acclimatation.

BANQUET DES HIPPOPHAGES

Plus de deux cents souscripteurs avaient envoyé eur adhésion aux ordonnateurs du Banquet, avant que le jour pût en être fixé.

Le 6 février 1856, cent trente-deux convives étaient réunis dans les salons du Grand-Hôtel. A sept heures et demie, on se mettait à table, dans la magnifique salle des glaces.

Le prix du couvert était de quinze francs.

La présidence du Banquet avait été offerte à M. de Quatrefages, membre de l'Institut, et vice-président de la Société Impériale d'Acclimatation.

A ses côtés étaient placés MM. Baube, chef de division à la préfecture de police; Lecoq, inspecteur général des Écoles vétérinaires; Ducoux, ancien préfet de police; le docteur Munaret, de Lyon, et le docteur Blatin.

Voici le Menu du Dîner et la liste des Convives :

GRAND HOTEL

BANQUET HIPPOPHAGIQUE

MENU

Potage.

Vermicelle au Consommé de Cheval.
Hors-d'Œuvre de table variés.

Relevés.

Saumon, sauce Hollandaise.
Culotte de Cheval bouillie, garnie de Choux.
Cheval en Bœuf à la Mode.

Entrées.

Hachis de Cheval à la Ménagère.
Poularde, sauce Suprême.

Sorbets Mousseux au Kirch. **Rôts.** Sorbets Mousseux au Kirch.

Filets de Cheval Bigarrés (sauce Xérès à part).
Salades de Saison.
Pâtés de Foie de Cheval aux Truffes.

Entremets.

Petits Pois à la Française.
Abricots à la Portugaise.

Glace.

Parfait au Café.

Dessert.

Vins.

Madère.	Sauterne.
Bordeaux de table.	Beaune supérieur.

Café et Liqueurs.

6 Février.

LISTE DES CONVIVES

M. d'**Andecy**, ancien sous-préfet.
M. **Asselin**, libraire-éditeur.
M. **Assézat**, rédacteur du journal *les Débats.*
M. G. d'**Assy**.
M. Ch. **Aubé**.
M. **Bain**, vétérinaire de la Compagnie impériale des voitures de Paris.
M. **Barbet**, chef d'institution honoraire.
M. Frédéric **Barbet**, ancien directeur d'institution.
M. **Barral**, directeur de la *Presse scientifique des Deux-Mondes.*
M. **Barret**, docteur médecin.
M. **Bataillard**, avocat.
M. **Baube**, chef de division à la Préfecture de police.
M. de **Beaupré**, docteur en droit.
M. Georges **Bell**, rédacteur du Journal *la Presse.*
M. **Belloli**, docteur médecin.
M. **Blatin**, docteur médecin.
M. **Bodin**.
M. **Boncompagne**, avocat.
M. **Bouchery**, rédacteur du journal *la Patrie.*
M. **Bourdin**, docteur médecin.
M. **Bourguin**, ancien magistrat.
M. **Bossin**, agronome.
M. **Bourrel**, vétérinaire.
M. **Bourrel**, neveu.
M. de **Braux**.
M. **Calvo**, docteur médecin.
M. **Caron**.
M. **Carteaux**, docteur médecin.
M. **Charlier**, vétérinaire de la Compagnie impériale des voitures de Paris.
M. le comte de **Choiseul**.

M. **Chouet,** avocat.

M. le commandant **Cordier,** sous-intendant du château de Meudon.

M. **Decroix,** vétérinaire.

M. Jules **Delbrück,** homme de lettres.

M. **Deler.**

M. **Deniau.**

M. **Despeaux-Ader,** docteur médecin.

M. **Duché,** ancien négociant.

M. **Ducoux,** directeur de la Compagnie impériale des voitures de Paris.

M. l'abbé **Dufour,** vicaire à Saint-Paul-Saint-Louis.

M. Auguste **Duméril,** docteur médecin, professeur au Muséum d'histoire naturelle.

M. **Dupertuis,** docteur médecin.

M. **Dupont.**

M. **Duquesnelle.**

M. **Durandoux.**

M. **Féderici d'Amorosi** (de Rome).

M. **Finet.**

M. **Flouquet.**

M. l'abbé **Foblant,** 1er vicaire honoraire de Saint-Médard

M. **Galet,** docteur médecin.

M. Albert **Geoffroy Saint-Hilaire,** sous-directeur du Jardin d'acclimatation.

M. Edgar **Geoffroy.**

M. **Gibert,** propriétaire.

M. Em. **Goubert,** professeur de physique.

M. **Gratiolet,** docteur médecin, professeur à la Faculté des Sciences.

M. **Grenier,** docteur médecin.

M. **Haumont,** propriétaire.

M. **Homolle,** docteur médecin.

M. **Hottot-Chomet,** pharmacien.

M. **Jobet.**

M. **Jourdier,** rédacteur du journal *la France.*

M. Eugène **Lacroix,** libraire-éditeur.

M. **Lamoureux**, artiste musicien.

M. **Languet.**

M. Ch. **Laujeau**, rédacteur du journal l'*Aigle*, courrier de Toulouse.

M. Amédée **Latour**, docteur médecin, rédacteur en chef du journal l'*Union médicale*.

M. le comte de **Launay.**

M. Alfred de **Lavalette**, directeur de la *Revue d'économie rurale*.

M. **Lecoq**, inspecteur général des Écoles impériales vétérinaires.

M. **Le Comte**, docteur médecin, membre de la Commission d'hygiène du 18e arrondissement.

M. **Lemoine-Bretel.**

M. Bernard **Lévy**, marchand de chevaux.

M. **Lomon**, rédacteur du *Pays*, journal de l'Empire.

M. **Malpas-Duché**, ancien négociant.

M. **Marchal** (de Lunéville), homme de lettres.

M. **Martin-Lauzer**, docteur médecin, rédacteur en chef du journal des *Connaissances médico-chirurgicales*.

M. **Martin de Moussy.**

M. **Martinet**, négociant.

M. **Mathieu**, docteur médecin.

M. **Mathieu**, propriétaire.

M. **Maupoint**, docteur médecin, directeur du *Moniteur du Calvados*.

M. **Menaut**, docteur médecin, rédacteur du *Moniteur du soir*.

M. de **Mengeot.**

M. **Mialhe**, docteur médecin, pharmacien de l'Empereur.

M. le marquis de **Montalembert.**

M. **Moquin-Tandon.**

M. **Moreau.**

M. **Moser**, vétérinaire.

M. **Mortimer-d'Ocagne**, rédacteur du *Petit Journal*.

M. **Munaret**, docteur médecin, inspecteur des eaux thermales de Nérac.

M. **Nast**, agent de change.

M. **Oderdias.**

M. **Orfila**, docteur médecin, secrétaire-général de l'Association des médecins du département de la Seine.

M. **Paillard**, agronome.

M. **Paysant.**

M. **Pellerin**, ancien pharmacien.

M. J. del **Peral.**

M. **Petit**, vétérinaire.

M. **Petitpont**, banquier.

M. **Peupin**, receveur des finances.

M. **Pierre.**

M. **Pinel-Grandchamp**, docteur médecin.

M. **Pomme**, ancien agent de change.

M. le baron **Poisson**, propriétaire.

M. **Potel-Lecouteux**, agronome.

M. le comte du **Puy.**

M. de **Quatrefages**, membre de l'Institut.

M. Alphonse **Ravel**, docteur en droit.

M. **Renaud**, architecte, contrôleur des travaux de la ville.

M. **Ricard** de **Morgny**, docteur médecin.

M. le comte de **Robersart.**

M. **Robbe**, docteur médecin.

M. **Récluse**, propriétaire.

M. **Rochut**, vétérinaire.

M. **Salleron.**

M. **A. Sanson**, rédacteur du journal *la Presse.*

M. **Sauvageot**, vétérinaire.

M. **Sauvestre**, rédacteur du journal *l'Opinion nationale.*

M. **Schelcher**, notaire.

M. René de **Sémallé.**

M. **Sibire**, avoué en 1re instance.

M. de **Soye**, directeur de la *Semaine religieuse* et imprimeur-typographe.

M. **Thierry,** fabricant.
M. **Thomassin,** ancien notaire.
M. **Tibaud,** agent de change.
M. Jacques **Valserre,** rédacteur du *Constitutionnel.*
M. **Vergniolle,** banquier.
M. le marquis de **Vitry.**
M. **Wyroubof,** professeur à Moscou.

La plus franche cordialité, l'entrain le plus aimable animaient cette réunion.

Au dessert, le Président a réclamé le silence, et les toasts, écoutés avec sympathie, ont été applaudis avec enthousiasme.

Le docteur Mathieu a lu des vers que la circonstance lui avait inspirés; malheureusement la faiblesse de sa voix n'a permis qu'à un petit nombre de personnes de les entendre.

Il était onze heures, quand les convives se sont séparés, en se donnant rendez-vous pour un second Banquet.

Toast de M. de Quatrefages, membre de l'Institut, professeur au Muséeum d'histoire naturelle, l'un des vice-présidents de la Société impériale d'acclimatation.

Messieurs,

J'ai l'honneur de vous proposer un toast qui répondra, j'en suis sûr, à toutes vos sympathies : à la mémoire de l'homme qui présiderait cette réunion si la mort ne l'avait prématurément enlevé à notre estime, à nos affections!... A la mémoire d'Isidore Geoffroy Saint-Hilaire!

Cet hommage lui est bien dû. En effet, en nous réunissant pour manger de la *viande de cheval*, nous ne faisons que continuer une de ces œuvres au service desquelles notre regretté collègue mettait tant de persévérante énergie, parce qu'il les savait utiles. Dès 1847, il constatait, avec bien d'autres, jusqu'à quel point est poussée, dans certaines classes laborieuses de la société, l'insuffisance de nourriture animale; mais en montrant le mal, il indiquait le remède ou du moins un allégement dans l'usage alimentaire de la chair de cheval.

Messieurs, celui qui apporte une vérité nouvelle est rarement le bien reçu. Il l'est plus mal encore quand cette vérité heurte des préjugés enracinés, des répugnances d'autant plus tenaces qn'elles sont moins raisonnées. C'est là ce qu'Isidore Geoffroy avait à vaincre pour faire adopter sa pensée. Signaler l'origine de ces préventions sera peut-être aider à les dissiper. Voilà pourquoi j'appelle un instant votre attention sur ce point.

La source première en est certainement dans les vieilles guerres du paganisme et du christianisme. Le *sacrifice du cheval* jouait un grand rôle dans les rites religieux des peuples venus d'Asie; *manger de la chair de cheval*, c'était faire acte d'idolâtrie; dans un de leurs retours aux croyances de leurs ancêtres, les Saxons, le même jour et par les mêmes motifs, massacrèrent les prêtres chrétiens et mangèrent du cheval. Il est tout simple que les foudres de Rome soient tombées sur un aliment dont l'usage se rattachait à une religion ennemie et réveillait d'aussi sanglants souvenirs. Aussi les papes du huitième siècle le déclarent-ils *immonde* et *exécrable* (*Immundum enim est atque execrabile*, Grégoire III, cité par I. Geoffroy Saint-Hilaire, p. 731-741).

On comprend l'impression laissée par ces anathèmes dans l'esprit des néophytes. Plus tard, quand la lutte eut cessé, l'effet survécut à la cause, qui peu à peu fut oubliée, et la tradition se transforma. La viande de cheval n'était plus *impure*, *abominable* au point de vue religieux, mais elle resta dans l'esprit des populations malsaine ou au moins immangeable.

Immangeable! — Messieurs, vous venez d'en juger. Après l'expérience d'aujourd'hui, il est aisé de croire aux anecdotes que l'un de vous a si bien racontées, et de comprendre qu'on ait fait manger du cheval, non seulement pour du bœuf, mais encore pour du cerf ou du chevreuil. Sans doute le talent des cuisiniers est pour quelque chose dans ce résultat ; sans doute le pauvre bouillon d'un ouvrier sans travail, d'une veuve infirme et malade ne saurait lutter avec ces mets préparés par une main habile ; mais la même différence ne se manifesterait-elle pas pour le mouton, pour le bœuf lui-même ?

La viande du cheval est-elle malsaine ? — Ici des faits nombreux, concluants, que vous connaissez tous ne laissent pas même place au doute. Sous nos yeux, des familles peu aisées n'ont pour ainsi dire pas d'autre viande, en mangent beaucoup et se portent fort bien. A l'étranger, des populations entières en font déjà, depuis longtemps, un usage journalier, et jamais on n'a aperçu chez elles le moindre fait qui décelât une action spéciale et funeste.

Donc la viande de cheval est à la fois bonne au goût et saine au corps. Ajoutons que l'analyse chimique nous la montre comme étant aussi riche, plus riche peut-être en principes assimilables que la viande même du bœuf.

Que reste-t-il donc contre l'usage de cet aliment ? — Rien, si ce n'est l'adversaire le plus à craindre parce qu'il est insaisissable, le préjugé, la répugnance sans motif et qui ne se raisonne pas. Ce fut pour vaincre ces fantômes qu'Isidore Geoffroy voulut prêcher d'exemple, qu'il mangea et fit manger du cheval à quelques amis. Cet exemple bientôt suivi ne tarda pas à porter ses fruits. Quand un Comité spécial ouvrit ses distributions gratuites, les indigents se pressèrent à la porte et les demandes ont toujours dépassé ce dont on a pu disposer.

En dépit de tous les obstacles, la pensée d'Isidore Geoffroy est donc en train de se réaliser; et s'il vivait encore, il pourrait commencer à jouir de la satisfaction la plus vive que puisse goûter un noble cœur, celle de voir s'accomplir un grand bien dont on peut se dire la cause.

Au reste, en se faisant l'apôtre de cette idée, Isidore Geoffroy ne se donna jamais pour inventeur. Son livre témoigne du scrupule avec lequel il rendait justice à ses prédécesseurs en France et à l'étranger. En effet, il n'avait pas le premier imaginé de chercher dans le cheval, au point de vue alimentaire, un succédané du mouton ou du bœuf. En mérite-t-il moins notre gratitude?

Messieurs, Parmentier n'a pas importé la pomme de terre; il n'en a pas le premier préconisé l'usage. Pourtant, c'est avec justice que la postérité reconnaissante l'a mis, à ce point de vue, au-dessus des Hawkin, des Drake, des Raleigh; car c'est lui qui a placé dans la culture et la consommation, à côté des céréales du vieux monde, le tubercule venu du pays des Incas.

Eh bien, quand les 50 millions de kil. de bonne viande annuellement perdus seront entrés dans la consommation courante; quand la France, comme la Scandinavie, la Belgique, l'Allemagne; quand Paris, comme Copenhague, comme Vienne, Dresde, Berlin, etc., auront leurs *boucheries de cheval*, alors, Messieurs, la gloire d'Isidore Geoffroy, celle des hommes qui ont repris son œuvre interrompue, sera celle de Parmentier.

Devançons, messieurs, ce jour de justice. — A la mémoire d'Isidore Geoffroy-Saint-Hilaire ! Au prompt succès de ceux qui lui ont succédé !...

Toast de M. Albert GEOFFROY-SAINT-HILAIRE, sous-directeur du Jardin d'acclimatation.

MESSIEURS,

Je suis touché du public hommage que M. le Président a rendu à la mémoire de mon père; je l'en remercie, je vous remercie tous du sympathique accueil que vous avez fait à ce toast.

Une voix plus autorisée que la mienne remerciera M. de Quatrefages du concours qu'il prête à l'œuvre qui nous réunit ici, en voulant bien présider ce Banquet ; mais vous me permettrez de porter un toast à l'homme qui, par la ténacité de ses efforts, a réveillé la question de l'hippophagie, et a su lui donner une telle impulsion que maintenant elle gagne chaque jour du terrain.

Messieurs, je bois au vulgarisateur persévérant de l'hippophagie, à M. Decroix.

Toast de M. Jules DELBRÜCK, hommes de lettres.

A tous les progrès dans l'alimentation publique !

Par l'adoption de la viande de cheval, l'existence

aujourd'hui si misérable de presque tous les chevaux qui ne sont pas animaux de luxe, s'améliore sensiblement. Des soins, intéressés il est vrai, protégent et entourent de bien-être l'animal alimentaire jusqu'au moment où, par une transition rapide, instantanée, il devient nourriture pour l'homme.

Par l'adoption de la viande de cheval, les armées en campagne, — tant que dure encore la guerre sur notre planète troublée, — les armées en campagne trouveront une ressource, hélas! toujours abondante, contre la famine à tous les degrés et contre les maladies qu'elle provoque dans les ambulances.

Par l'adoption, en France, de la viande de cheval, déjà adoptée avec un succès complet en Danemark, en Autriche, en Prusse, en Saxe, dans le Hanôvre, dans le Wurtemberg, dans les villes anséatiques, en Belgique, etc., l'alimentation générale s'enrichit, en quantité notable, d'un mets nouveau, ayant un goût irréprochable, — comme nous venons de nous en assurer, Messieurs, dans ce Banquet où se pressent tant de notabilités que n'aurait pas attirées une curiosité vaine,— l'alimentation générale s'enrichit, dis-je, d'un bon mets, offrant pour la table du riche des morceaux de choix, et pour la table du pauvre le potage gras le plus succulent et le plus économique.

Ne refusons pas nos sympathies à ceux qui, poursuivant une utopique et consolante espérance, appellent de leurs vœux le temps où les végétaux alimentaires, rendus plus nutritifs par une intelligente culture, associés d'ailleurs aux substances animalisées (les œufs, le lait, etc., etc.), et relevés par les épices, les vins, les spiritueux, les essences et les parfums, suffiront aux appétits de l'homme, et lui rendront superflue l'immolation des animaux, ses auxiliaires et ses serviteurs.

Mais, sans repousser aucune aspiration, chacun de nous se ralliera sans doute, — en chaque occasion, — à tous les progrès dans l'alimentation publique. Leur importance économique ne saurait échapper à personne.

Toast de M. Sibire, juge de paix suppléant, membre du Conseil d'administration de la Société protectrice des animaux.

Messieurs,

Dans l'ordre moral, les notions du bien et du mal nous apparaissent nettement, par une véritable intuition divine, et, alors même que le mal nous fascine, nous attire et nous entraîne, le bien nous éblouit de ses clartés, et nous laisse le remords au fond du cœur.

En est-il de même dans le domaine de l'intelligence et du raisonnement? Non, heureusement peut-être, non : Dieu nous a donné un vaste champ d'idées à labourer; il nous appartient de le défricher, de séparer l'ivraie d'avec le bon grain, de distinguer l'erreur de la vérité.

Voltaire l'a dit : *les préjugés sont les* ROIS *du vul-*

gaire; il est certain que les temps barbares sont les plus favorables aux préjugés, et que la civilisation tend chaque jour à en diminuer le nombre.

La Société protectrice des animaux a beaucoup fait, en détruisant le préjugé qui asservissait les animaux à nos capricieuses et inhumaines fantaisies ; aujourd'hui vous faites plus encore, Messieurs, non-seulement vous vous associez aux inspirations premières de la Société protectrice, mais encore vous cherchez à réaliser un problème d'économie sociale, en offrant presque pour rien, des quantités considérables d'un aliment essentiellement nutritif.

M. Lomon, rédacteur du journal *le Pays*, prononce l'allocution suivante :

Messieurs,

L'emploi de la viande des chevaux, des mulets et des ânes, à l'alimentation de l'homme, n'est pas une idée nouvelle. L'hippophagie est un usage presque général. Il faut surtout cette habitude invétérée de regarder Paris comme le monde entier, et de ne tenir aucun compte de ce qui se passe hors des barrières de l'octroi, pour faire de l'hippophagie un fait exceptionnel.

Les anciens mangeaient les chevaux sans scrupule. Quand le traducteur de Virgile, l'abbé Delille, a travesti en *lièvres* les ânes sauvages que le chasseur poursuit pour les tuer et les manger, Delille a sacrifié la pensée de son auteur au préjugé français contre la viande de cheval. Les *Géorgiques* disent nettement : *Timidos agitabis onagros.* L'onagre n'est pas un lièvre, mais un âne sauvage.

Pour ma part, j'ai mangé plusieurs fois de l'âne et du mulet. La chair de l'âne est délicate, savoureuse, exquise. On lui attribue un défaut, — c'est plutôt une qualité, — on l'accuse d'être trop substantielle et de porter à l'embonpoint. Tout le monde a entendu parler du chancelier Duprat, ministre de François Ier. Il aimait beaucoup la viande de l'âne, et en mangeait souvent. C'est, dit on, à cette habitude qu'il devait son ventre proéminent et son embonpoint un peu exagéré.

En définitive, un préjugé absurde enlève à l'alimentation publique plusieurs millions de kilogrammes de viande. Pour utiliser jusqu'au dernier moment les vieux chevaux dont les forces diminuent, on les assomme de coups, et la mèche du fouet essaie de suppléer à la vigueur défaillante. Pourquoi ? parce que le cheval ne donne que du travail. — Qu'il entre dans une autre catégorie d'animaux domestiques; qu'il soit assimilé au bœuf de charrue. — Le bœuf travaille jusqu'à douze, quatorze, seize ans (il est rare qu'il atteigne cette dernière limite); on le détèle ensuite, on l'engraisse et on le vend au boucher.

S'il en était de même pour le cheval (qu'il n'est pas même nécessaire d'engraisser), on verrait bientôt s'opérer un grand changement dans les habitudes agricoles. L'élève du cheval serait encouragé. Le cheval représenterait toujours une valeur; on l'emploierait mieux; on le ménagerait plus. On élèverait un plus grand nombre de chevaux, et le bœuf deviendrait peu à peu ce qu'il doit être, un animal de boucherie; on ne dirait plus ce que l'on répète aujourd'hui aux agriculteurs : « Le cheval coûte, le bœuf rapporte. »

Ainsi l'hippophagie soulève toutes sortes de problèmes : elle touche à l'industrie agricole, à l'alimentation, à l'amélioration des mœurs publiques. Détruisons le préjugé qui s'élève contre elle, combattons-le de toutes nos forces, et ne nous lassons pas. Rien de difficile à vaincre comme un préjugé; mais s'il n'est pas de tâche plus pénible que celle de déraciner une idée fausse, on peut dire aussi qu'il n'est pas d'efforts mieux employés. On rira des hippophages : on rit toujours de ceux que l'on bénira plus tard.

M. Georges Bell, rédacteur du journal *la Presse*, fait appel à des souvenirs historiques, dans une chaleureuse improvisation :

Je vous demande la permission, Messieurs, d'ajouter deux observations aux paroles que vous venez d'entendre et d'applaudir.

Manger du cheval, et n'en éprouver aucune incommodité, remonte bien plus haut qu'on ne vous l'a dit. Messieurs, bien souvent avec l'illustre Isidore Geoffroy Saint-Hilaire que j'ai eu l'honneur et le bonheur de connaître, bien souvent j'ai causé des efforts gigantesques que fit la France de 1792 pour conserver son indépendance menacée par les souverains de l'Europe coalisés. Nous parlions, et ce n'était jamais sans émotion, de nos pères héroïques qui, sans souliers, presque sans vêtements, sans pain, couraient à la frontière, au premier appel de la patrie en danger, et déblayaient la France régénérée des ennemis qui croyaient déjà la tenir dans leurs mains spoliatrices. Nous disions les ardeurs, les succès, mais nous parlions aussi des épreuves et des revers. Nous rappelions le siége de Gênes sous Masséna et Soult ; le siége de Hambourg avec Davoust; le siége de Saint-Sébastien avec Rey, celui de Huningue avec Barbanègre... Enfin, cette formidable campagne de Russie, où, de Moscou à Leipsick, les Cosaques pouvaient suivre nos pères à la trace de sang qu'ils laissaient partout sur la terre glacée... Ce n'était pas un cours d'histoire que nous faisions. Dans ces faits douloureux que je rappelle sommairement, nous trouvions un enseignement qu'il me paraît opportun de rappeler aujourd'hui... A Gênes comme à Hambourg, à Saint-Sébastien comme sur les bords de la Bérézina, nos pères ont mangé du cheval. Pendant la retraite de Moscou, le grand Larrey alla plus loin. Lui-même, il fit tuer un à un tous ses chevaux, et de leur chair, confectionner du bouillon et une nourriture substantielle pour ses malades... Eh bien ! qui de nous n'a connu quelques-uns de ces robustes vétérans des armées de la première République et de l'Empire? Dans nos villes de province, on les montre avec orgueil. Leur constitution vigoureuse semble braver les atteintes du temps. Quand ils tombent un à un, c'est dans une vieillesse avancée...

Quel plus bel argument pourrez-vous invoquer contre ceux qui viennent vous dire que la viande de cheval n'est pas salubre?... Interrogez ces hommes... Ils ont tous mangé du cheval... Et dans les plus mauvais de leurs jours, et dans les plus mauvaises de toutes les conditions... Et physiquement et moralement, ils sont ou ont été forts et solides, comme les chênes séculaires de nos vieilles forêts de la Gaule.

Ces souvenirs patriotiques ne sont pas à dédaigner, Messieurs, et ils frappaient singulièrement Isidore Geoffroy Saint-Hilaire. Que de fois je l'ai entendu s'écrier : « Ce que, dans la nécessité, ont fait nos pères héroïques, poussons, encourageons à le faire encore, à le faire toujours, nos concitoyens nécessiteux, au milieu de ces luttes quotidiennes qui composent la vie ! »

Un mot encore, Messieurs, et ma seconde observation sera faite. Reconnue salubre, la viande de cheval deviendra utile. Que cette idée pénètre dans les cœurs, et on ne demandera plus un travail forcé à cet auxiliaire si important pour l'homme. Il y aura plus de mansuétude dans la façon dont chacun se conduira envers lui. Nous avons tout à gagner dans l'adoucissement des mœurs, et notre tâche ne sera jamais remplie si la bienveillance que chacun reconnaît devoir aux autres hommes, nous ne l'étendons jusqu'aux animaux qui sont les premiers et les plus indispensables outils de notre établissement domestique, de la constitution de notre foyer de famille!

Toast de M. Lecoq, inspecteur général des Écoles impériales vétérinaires :

Messieurs,

Après les éloquentes et chaleureuses paroles que vous venez d'entendre, j'ose à peine réclamer de vous quelques instants pour porter un toast aux vétérinaires qui se sont le plus occupés de la question de l'hippophagie :

A Eugène Renault, inspecteur général des Écoles impériales vétérinaires, dont nous déplorons la perte récente! Non-seulement, il a propagé les idées de Geoffroy Saint-Hilaire, en mangeant et faisant manger à sa table de la viande de cheval, mais en distribuant aussi aux indigents du voisinage d'Alfort la viande de chevaux qu'il faisait abattre et dépecer par un boucher dans un abattoir particulier.

A M. Leblanc, que nous regrettons de ne pas voir aujourd'hui parmi nous, et qui, depuis longtemps, par son exemple et ses conseils, s'est efforcé de populariser l'usage de la viande de cheval!

A M. Decroix enfin, qui ayant fait de l'hippophagie une question vraiment personnelle, s'occupe sans relâche de la propager parmi les classes laborieuses par des distributions de viande et de bouillon de cheval, dont il fait lui-même depuis longtemps sa nourriture journalière. Puisse-t-il trouver, dans l'expérience si heureusement tentée aujourd'hui, une récompense de ses généreux efforts!

Toast du docteur BLATIN, l'un des vice-présidents de la Société protectrice des animaux :

MESSIEURS,

Mes collègues et amis me donnent la douce tâche de porter un toast d'ensemble à tous nos coopérateurs : A vous d'abord, qui nous encouragez par votre présence; aux absents, qui ont souscrit avec empressement, mais qui se sont trouvés, à la dernière heure, empêchés de prendre part au Banquet.

Ne pouvant offrir à chacun le tribut qu'il mérite, je nommerai seulement quelques-uns des hommes qui ont fait le plus pour continuer l'œuvre de Geoffroy Saint-Hilaire.

A la mémoire du digne abbé CHAPELIER qui, dans des vers pleins de généreuses pensées, a chanté l'agape fraternelle où trois cents convives se sont réunis en un banquet de cheval, dans le théâtre d'Alger.

A M. RICHARD (du Cantal), vice-président de la Société d'acclimatation, qui, loin de Paris, n'a pu, malgré son désir, venir s'asseoir au milieu de nous.

Au savant docteur JOLY, professeur de zoologie à la Faculté des sciences de Toulouse, retenu par des occupations urgentes, à son vif regret.

Au docteur MUNARET, écrivain spirituel et profond, que nous avons le bonheur de voir ici. Dans une excellente publication, il a étudié la question sous toutes ses faces. Plein de conviction et d'ardeur, il a, vers la fin de l'année dernière, organisé, à Lyon, un banquet analogue au nôtre.

Au docteur Amédée LATOUR, rédacteur en chef du journal l'*Union médicale*, et secrétaire du Comité consultatif d'hygiène publique de la France. C'est à lui qu'a été confié le soin de faire un rapport sur les qualités alimentaires de la viande de cheval. Ses conclusions favorables ont été adoptées. Nous sommes informés que les obstacles qui ont retardé l'ouverture des boucheries spéciales ne tarderont pas à être levés.

A M. BAUBE, chef de division à la Préfecture de police, qui prépare, avec sa profonde expérience et sa prudente sagesse, les mesures de surveillance qui doivent, sans entraver la liberté du commerce, donner satisfaction à tous les intérêts.

Aux ORGANES DE LA PRESSE, qui propagent les idées saines, et font justice des utopies.

A la SOCIÉTÉ D'ACCLIMATATION, qui vient de voter, sur la proposition de. MM. Pomme, Jules Cloquet et Auguste Duméril, une somme de 500 francs pour la souscription destinée à continuer de distribuer abondamment, chaque semaine, de la viande de cheval aux pauvres reconnaissants.

A la SOCIÉTÉ PROTECTRICE DES ANIMAUX, dont le président, M. le vicomte de Valmer, a fait, depuis 1856, et récemment encore, de pressantes démarches auprès de l'autorité pour que, dans l'intérêt des chevaux qu'on épuise jusqu'au bout de leurs forces, on autorisât à en consommer la chair.

A M. Bourguin, secrétaire général de la Société protectrice, toujours modeste et dévoué.

A tous nos coopérateurs !

Toast du docteur Munaret, médecin inspecteur des eaux thermales de Nérac :

Je remercie mon cher confrère, M. Blatin, de sa gracieuse mention nominale ; je dois aussi l'expression de ma reconnaissance à MM. les membres du Comité qui ont bien voulu me comprendre sur la liste de leurs invités.

Votre Banquet, Messieurs, m'en rappelle un autre, auquel j'eus l'honneur d'assister, il y a quarante ans environ, à Paris même.

L'un des convives, — dont le nom fait autorité en gastronomie, — nous racontait qu'étant en vacances dans son pays natal, il fut invité à l'un de ces plantureux dîners de province, où le filet obtint tous les honneurs de la séance.

L'amphytrion, vieux débris de la vieille armée, encouragé par ce succès, avoua qu'ayant mangé du cheval chez Larrey, et s'en étant régalé, il avait voulu utiliser son propre cheval qu'on avait abattu, à la suite d'un accident.

« Et pourquoi, lui demanda son voisin de table, n'avez-vous pas ajouté cette anecdote à celles qui émaillent votre charmant petit livre? — Docteur, répondit Brillat-Savarin à Richerand, vous connaissez mieux que moi le préjugé qui retarde l'usage alimentaire de cette viande; préjugé que je n'étais pas assez fort pour oser attaquer; à vous, M. le professeur! tirez le premier... »

Richerand ne trouva pas l'occasion de manger de nouveau de la chair de cheval, et d'en parler, par conséquent, dans son *Traité des erreurs et préjugés en hygiène;* et cependant *hic erat locus.*

J'en conclus, Messieurs, qu'il faut, à l'exemple de ce philosophe ancien qui démontrait le mouvement en marchant, prouver au public, aux savants même, que la viande de cheval est bonne, en la mangeant, et en la faisant manger.

Aux organisateurs de ce magnifique Banquet, — santé, — courage — et patience!

Toast de M. Barral, directeur de *la Presse scientifique des Deux-Mondes :*

Messieurs,

En réponse à l'appel qui vient d'être fait à la presse en termes si bienveillants d'avoir à répandre la vérité sur la question qui nous a réunis dans ce Banquet, je vous demande de porter un toast *au progrès de l'éducation publique.*

Deux difficultés s'opposent, en France, à la consommation de la viande du cheval. C'est d'abord une répugnance, un préjugé qui vient de notre éducation première. On a pris l'habitude de croire et de dire que rien n'est dur comme le cheval. Le dicton est presque passé à l'état de vérité. Il faudra fortement réagir pour faire reconnaître, ce dont ne doutent plus tous ceux qui viennent de prendre part à notre excellent festin, que ce dicton n'est qu'un mensonge. Ensuite, Messieurs, nous restons toujours foncièrement Gaulois, et nous aimons à prendre les choses par l'ironie. Que répondre aux gens qui vous disent : « Pour protéger le cheval, pour le soustraire aux mauvais traitements, vous voulez le manger ; merci pour lui de votre sollicitude. »

Afin d'essayer de faire cesser les rires, donnons-leur, pour une fois, une réponse sérieuse. Il est convenu que le cheval ne vaudra plus, à la fin de sa carrière, que la peau et les os. Qu'en résulte-t-il ? C'est que ce noble animal, d'abord élevé avec grand soin et abondamment nourri tant que par son travail il paye largement les soins qu'on lui donne, se voit accablé de privations de plus en plus dures, à mesure que ses forces diminuent. Puis viennent les mauvais traitements. Ce n'est qu'après avoir traversé mille souffrances qu'il vient terminer tristement ses jours chez l'équarrisseur. Quelquefois ses souffrances auront été bien cruelles. Peut-être aura-t-il passé par le marais-à-sangsues, où, déjà à bout de ses forces, il aura senti pomper peu à peu les dernières gouttes de son sang. Au lieu de cette fin atroce, au lieu de l'épuiser sur la fin de sa carrière, nous voulons qu'on aît intérêt à le bien nourrir, à le bien soigner. Sans doute il finira toujours par arriver à la mort; c'est la loi universelle : mais vaut-il mieux une longue et cruelle agonie qu'une mort prompte et sans souffrances, lorsque l'heure fatale est venue? Que les rieurs choisissent.

Quant au préjugé contre la viande de cheval, il ressemble beaucoup à celui qu'on a tant de peine à déraciner au sujet de la viande de vache. Personne n'eût voulu, il y quelques années à peine, acheter de cette dernière viande; les bouchers se seraient révoltés, si on leur avait dit que, tous les jours, ils en avaient sur leurs étaux. Et cependant, toutes les semaines, plusieurs milliers de vaches étaient tuées dans les abattoirs de Paris et mangées sons le nom de bœuf. Je ne suis pas sûr qu'aujourd'hui même les bouchers consentent à convenir qu'ils vendent de la vache. Après le dernier concours de Poissy, j'ai vu des bouchers qui avaient acheté des vaches primées, afin de pouvoir orner leurs boutiques des belles plaques annonçant les prix remportés dans cette grande solennité; je les ai vus coller une bande de papier doré sur le nom de vache, avant de placer les plaques entourées de rubans aux mille couleurs au milieu de leurs viandes parées et étalées aux yeux des passants. Il y a des villes, notamment dans le nord de la France, où on ne tue que des vaches, et où on est censé ne manger que du bœuf. A ce compte on pourrait aussi manger le cheval pour du bœuf.

Vous venez de constater combien les deux viandes se ressemblent ; mais, voyez la puissance du préjugé par une anecdote que je vous demande la permission de rapporter. Un homme de beaucoup d'esprit, un journaliste qui rédige, toutes les semaines, dans un journal sérieux, une *Causerie* lue, avec avidité, avait contre la viande de cheval une profonde répugnance qu'on lui avait inspirée pendant sa jeunesse. Il avait toujours refusé de goûter à cette viande maudite. Un de mes amis, chez qui il dîne souvent, lui dit un jour, après qu'on venait de manger un excellent filet : « C'est du cheval que je t'ai fait servir. » Dénégation énergique de la part du journaliste, combattue par tous les autres convives qui avaient reçu le mot d'ordre. Notre homme d'esprit finit par dire qu'on n'avait pas tort ; qu'il commençait à sentir la malfaisante action du cheval ; en effet, il fut horriblement malade pendant trois jours ; mais c'était du beau et très-bon bœuf qu'il avait mangé.

Ce n'est, Messieurs, que par l'éducation qu'il est possible de faire disparaître de pareils préjugés. S'il appartient à la presse de combattre les erreurs, il faut que la jeunesse soit élevée en restant à l'abri des idées fausses, des partis pris qui ne sont fondés sur rien, des erreurs, qui incessamment répétées, deviennent des articles de foi. C'est pourquoi je vous propose de boire *au progrès de l'éducation publique.*

Plusieurs convives ayant manifesté le désir de connaître les conditions dans lesquelles se trouvaient les chevaux abattus pour le Banquet, M. le Président a prié l'un des Commissaires, M. Decroix, d'éclairer l'assemblée sur ce sujet, afin que chacun pût former son opinion sur la valeur du nouvel aliment.

Voici la déclaration faite par M. Decroix :

Monsieur le Président, Messieurs,

Jusqu'à présent, dans les divers banquets de viande de cheval, organisés en France ou en Algérie, on avait choisi des chevaux, ou jeunes ou reposés. D'autre part, des procédés culinaires, raffinés, masquaient le goût de la chair, et pouvaient faire dire : *la sauce fait manger le poisson.*

Dans ce Banquet, que l'on doit considérer comme d'utilité publique, le Comité d'organisation a voulu démontrer qu'il n'est pas nécessaire d'avoir recours à des artifices pour obtenir une viande saine et agréable. A cet effet, il a fait acheter et abattre, presque immédiatement, trois chevaux dont l'un était âgé de 11 ans, le second de 18 ans, et le troisième de 22 ans. Le premier avait coûté 35 francs ; le deuxième 20 francs ; et le troisième 40 francs.

Cette viande, comme toute celle qui, depuis près d'un an, a été distribuée aux pauvres, revient à moins de *dix-sept centimes le kilogramme.*

Je m'empresse de dire que les trois chevaux étaient exempts de maladies internes et parfaitement sains ; la qualité de la viande avait été vérifiée par un membre compétent de notre Comité : mais j'ajouterai que ces animaux étaient usés, hors de service, comme l'indique le prix d'achat, et qu'ils étaient si maigres, que le maître-d'hôtel n'a pu en recueillir assez de graisse pour la préparation d'un mets destiné aux convives.

La viande a été accommodée de manière à n'en masquer ni la couleur, ni l'odeur, ni la saveur, ainsi que vous avez pu en juger par vous-mêmes.

En définitive, si, dans les conditions que je viens de signaler, la chair de cheval a été trouvée, non-seulement *mangeable*, mais encore *bonne*, *agréable*, celle qu'on livrera à la consommation dans les boucheries spéciales, dont plusieurs industriels demandent l'ouverture, sera généralement meilleure.

Le Banquet était terminé; les convives s'apprêtaient à quitter leurs places, lorsque M. Ducoux, ancien Préfet de police, aujourd'hui directeur-gérant de la Compagnie impériale des voitures de Paris, a pris la parole pour porter un *toast* à l'honorable Président du Banquet. Dans son improvisation, inspirée par les allocutions qui venaient d'être prononcées, M. Ducoux s'est exprimé en ces termes :

Messieurs,

Avant de nous séparer, je vous demande la parole pour porter un *toast* que chacun de vous accueillera, j'en suis sûr, avec gratitude et sympathie. Je vous propose de boire à l'honorable Président de ce Banquet, M. de Quatrefages, que son amour pour la science et l'humanité a conduit parmi nous, et que nous ne saurions trop remercier des sages et savantes paroles qu'il vient de prononcer.

Pour prévenir toute espèce d'interprétation, aux yeux d'un public qui, comme celui de France, est naturellement enclin à mêler l'ironie aux questions les plus graves, je ne voulais pas grossir le nombre des orateurs que vous avez entendus. Mais je ne puis résister à la double excitation que produisent en moi l'attitude fraternelle de cette réunion, et le devoir de remercier l'illustre académicien qui la préside. Nous sommes venus ici, Messieurs, pour essayer de détruire un *préjugé d'estomac*, aussi tenace et aussi injuste que tous les préjugés de caste et de nation. Les détracteurs de l'hippophagie entretiennent et exploitent une répugnance dont notre Président vous a fait l'histoire religieuse et sociale. Les uns repoussent l'usage de la viande de cheval parce que, disent-ils, l'homme ne peut, sans cruauté, manger son fidèle serviteur; les autres, parce que cette viande contient une alimentation dangereuse et malsaine ! Je n'aime, pour mon compte, l'hypocrisie et l'inconséquence en aucune manière. Si l'homme se dégrade en mangeant du cheval, *son fidèle serviteur*, je demande pourquoi il mange le bœuf et la vache, qui sont aussi des compagnons fidèles, et les auxiliaires indispensables de nos agriculteurs. Pourquoi cette sensibilité incompréhensible pour l'un, et cette cruauté pour les autres ? Est-ce que le cheval est plus glorifié en allant chez l'équarrisseur que chez le boucher ? Est-ce qu'en abandonnant, comme on le voit tous les jours dans nos campagnes, les cadavres des chevaux à la voracité des bêtes fauves et des oiseaux carnassiers, au risque d'infecter l'air par des émanations pestilentielles, on fait œuvre plus intelligente et plus humanisante, qu'en utilisant ces précieux restes au profit des populations qui manquent de viande nutritive ? Quant à moi, Messieurs, je suis d'un avis tout à fait contraire. Quand nous aurons vulgarisé cette vérité incontestable, que la viande d'un cheval sain est non-seulement assimilable, mais encore qu'elle est agréable au goût et utile à la santé, évidemment l'homme soignera mieux ce *fidèle serviteur* de sa vie agricole, industrielle et luxueuse, parce que, indépendamment des services qu'il en obtient, pendant que l'animal vit, il saura qu'il peut consommer sa chair. Dans cette question, la science et l'humanité sont d'accord avec l'intérêt privé.

Quant à l'opinion paradoxale, qui déclare insalubre la viande de cheval, nous venons de formuler le plus puissant argument contre elle. — Comme l'ancien philosophe, qui démontrait la liberté du mouvement en se levant et en marchant devant son contradicteur, nous venons de prouver l'excellence de la viande de de cheval en faisant un délicieux repas, composé presqu'exclusivement de ce comestible; et, s'il est vrai qu'on ne sache que le lendemain si on a fait un bon repas la veille, je vous affirme, sans crainte, Messieurs, que demain vous serez encore mieux convaincus qu'aujourd'hui de la vérité que je proclame. En empruntant ici une parole tristement célèbre, vous pourriez répondre demain, à celui qui vous interrogerait, que vous ne vous sentez pas corrompus?

Messieurs, si je ne craignais de prolonger cette allocution, je profiterais de votre bienveillante audition pour examiner les divers toasts qui viennent de susciter vos acclamations, et remercier leurs auteurs, de leur chaleureux concours au succès de votre œuvre. Sans doute, les funèbres annales des guerres anciennes et modernes démontrent surabondamment les qualités de la viande de cheval, mais ce serait l'amoindrir que d'en réduire l'emploi à ces désastreuses circonstances. La chair de l'homme a fourni, en pareil cas, son contingent à la voracité des survivants. Pour ne citer qu'un exemple entre un millier d'autres, que fournit l'histoire journalière de la navigation, je me bornerai à rappeler l'horrible drame du radeau de *la Méduse*. Nous avons, Dieu merci, à fournir des raisons plus consolantes, et ce Banquet me semble les résumer.

Notre présence ici, Messieurs, et l'acte que nous venons d'accomplir, prouvent que riches et pauvres peuvent également ajouter à leurs ressources ordinaires une quantité considérable et précieuse de viande, que la routine et les préjugés laissent perdre, sans profit pour les populations. Il faut crier bien haut que cette alimentation ne doit pas être réservée seulement pour des cas de famine ou d'indigence, mais qu'elle peut et doit satisfaire les goûts les plus délicats, les gourmands les moins besoigneux. La viande de cheval, de ce noble animal qui se nourrit de substances saines et substantielles, est aussi nutritive et non moins appétissante que celle du bœuf; elle l'est trois fois plus que la chair de certains animaux domestiques, dont tout le monde connaît les habitudes alimentaires.

Buvons donc, Messieurs, à la propagation de l'hippophagie, et remercions l'honorable M. de Quatrefages de l'appui qù'il est venu apporter à cette cause du progrès humanitaire.

EXTRAITS DES JOURNAUX

La plupart des organes de la presse ont donné leur appréciation sur le Banquet, et formulé leur opinion sur la question de l'hippophagie. Presque tous se sont associés, par un concours efficace, à la propagation d'une idée utile. Quelques-uns l'ont présentée à leurs lecteurs sous une forme amusante et malicieuse. Quand une plaisanterie est bonne, on peut en rire avec le plaisant; c'est pourquoi les plus spirituels de ces articles trouvent ici leur place, et *la première.*

Pour éviter des redites, on a fait, pour ces extraits, les suppressions nécessaires, et l'on s'est abstenu de citer les journaux de Paris ou des départements qui, n'ayant pas envoyé de représentants au Banquet, se sont bornés à des reproductions sans commentaires. Ceux qui auraient été oubliés par mégarde sont priés de vouloir bien en donner avis aux membres du COMITÉ, qui, dans le but de seconder les intentions bienveillantes de l'autorité pour faire entrer la viande de cheval dans la consommation, se propose :

1° D'éclairer l'opinion publique par des publications et des conférences ;

2° D'organiser des Banquets où, tour à tour, des convives de toutes les classes, et principalement les familles ouvrières, pourront apprécier le nouvel aliment ;

3° De distribuer gratuitement, dans les quartiers

populeux, de la viande et du bouillon de cheval aux vieillards et aux malades indigents.

Le Comité fait appel à toutes les personnes qui désireraient s'associer à ses efforts par un concours direct ou par une souscription facultative. Il fait appel surtout à la sympathie de la presse.

Le Monde illustré. « Nous venons de protéger la race chevaline. Nous étions là cent cinquante protecteurs réunis au Grand-Hôtel, dans l'unique dessein de manger du cheval. — N'ayez point horreur de nous, nous avons les mœurs douces, et notre voisin et collaborateur Mortimer d'Ocagne, membre de la Société protectrice, renommé pour sa douceur, nous a affirmé que nous ne commettions pas une mauvaise action...

« MM. Geoffroy-Saint-Hilaire, Decroix, Delbrück, Barral et Ducoux ont démontré les avantages de l'hippophagie... Le prétexte hypocrite de ces *hommes cruels* est de soustraire les vieux chevaux aux rigueurs qui viennent fondre sur eux à la fin de leur carrière. Désormais, disent-ils, le propriétaire d'un cheval hors de service sera porté à adoucir sa vieillesse, car il ménagera son serviteur, dans le but de le réserver à l'alimentation... » Junior.

Le Moniteur Universel du soir. « On s'est entretenu souvent, dans les années qui viennent de s'écouler, de l'avantage qu'il y aurait pour un grand nombre de consommateurs à approvisionner nos boucheries de viande de cheval... Je connais un hippophage, Monsieur, et je ne sais rien de plus sinistre que son regard, de plus effrayant que ses dents blanches et aigües, quand il se met à soutenir cette thèse horrible que la chair rose, fraîche et savoureuse du cheval s'accommode merveilleusement à toutes les exigences des estomacs. On a beau lui chanter l'*Arabe* et son *coursier*, il reste froid, impassible, affamé.

« Et ce qu'il y a de pire, c'est qu'il n'est pas le seul à prôner ces festins de cannibales. Des médecins, des savants se font écho, page à page, et l'on parle d'essais qui ont complétement réussi... » OCTAVE LACROIX.

LE SIÈCLE. « L'hippophagie vient de s'affirmer de nouveau dans un Banquet solennel où avaient été conviés tous les promoteurs, amateurs et prédicateurs de l'alimentation par la viande de cheval... La Société protectrice prouve qu'elle aime les animaux... Elle les aime tendres, succulents et cuits à point ; mais, s'ils étaient consultés, il est probable que les animaux voudraient être aimés autrement... »

LE CONSTITUTIONNEL. ... « Bien des gens jusqu'ici mangeaient du cheval sans rien dire, et même sans le savoir. Voici maintenant des gourmets qui se réunissent pour s'en régaler et même s'en vanter. Nous ne voulons pas nous faire une querelle avec les hippophagistes. Il ne faut jamais braver des apôtres... Quant au bienfait à retirer de la vente publique et au détail des chevaux de fiacre, le premier et le principal nous semble revenir à l'administration des Petites-Voitures, dont les actions vont monter avec fureur : si elle adopte cette transformation de son matériel en beefsteacks, elle fera plus tard du bouillon avec ses harnais... » NESTOR ROQUEPLAN.

LE PETIT ILLUSTRÉ. « ... Sur le résultat de cette tentative, les avis ne sont pas tout à fait d'accord. J'ai consulté, pour m'éclairer, un ami à moi honoré d'un couvert de faveur. Voici sa réponse : « Le saumon sauce hollandaise, excellent; — les petits pois à la française, exquis; — le parfait au café, parfait; — le reste je me suis abstenu d'y toucher. » Maintenant vous voilà renseignés comme moi, décidez. » A. de Bragelonne.

La France. « ... Tous ces mets, composés de viande de cheval étaient apprêtés sans haut goût, afin que chacun pût en apprécier les qualités, et tous les convives ont été entièrement satisfaits; plusieurs mangeaient du cheval pour la première fois, et ils ne paraissaient point éprouver la moindre répugnance; on se demandait à l'envi pourquoi le préjugé était un obstacle à la propagation de cet aliment...

« Tous les convives ont été satisfaits; tous ont parfaitement dîné, et en se quittant, ils se sont dit : Au revoir dans un prochain banquet. » L. Dutailly.

Le Moniteur universel du soir. « .Lundi soir, au Grand-Hôtel, j'ai mangé du cheval... mais suivant le précepte de Brillat-Savarin, qui recommande d'attendre au lendemain pour dire si un dîner a été bon, j'ai attendu, et je puis avouer aujourd'hui que j'ai mangé et bien digéré ce bon quadrupède... Ce qui m'a plu davantage dans le cheval, c'est le bouillon, qui est excellent. Les plus gourmets seraient fort embarrassés d'en faire la différence avec le bouillon de bœuf, et c'était plaisir de voir ces cent cinquante hippophagistes avaler avec bonheur ce bouillon réparateur, puis avaler à belles dents le filet de cheval, dont la viande... a pu, dans maintes circonstances, être mangée pour du chevreuil.

En cela, le but de la Société, qui était de combattre les

préjugés dont on est imbu à l'endroit du cheval, a été atteint. Tous ceux qui, comme moi, ont mangé pour la première fois de la viande de cheval, ont pu se convaincre que cette viande n'a rien de répugnant. Il est par cela même démontré que les millions de kilogrammes provenant de tous les animaux jeunes et sains, qu'il faut tuer à la suite d'accidents, pourraient fournir une utile ressource dans l'alimentation... » E. M.

Après avoir donné en entier le discours du président, M. de Quatrefages, le *Moniteur universel* ajoute : « Plusieurs personnes encore ont également porté des toasts qui tous ont été accueillis avec enthousiasme. »

Le Constitutionnel. « ... Les trois chevaux étaient très-maigres, complétement épuisés par le travail, et ne pouvant plus rendre aucun service. M. Decroix les avait choisis dans ces conditions, afin que la démonstration fût sans réplique.

« Le Banquet a été fort animé, mais je suis bien forcé de le dire, la préparation des viandes laissait à désirer. Selon moi, il n'est pas possible que l'on puisse sérieusement se livrer à la dégustation des mets préparés pour cent trente personnes. Je n'aime pas la cuisine démocratique.

En 1858, j'ai assisté à un des premiers dîners de cheval qui fut donné à Paris. L'amphitryon était feu le grand Chevet, qui, lui-même, avait présidé à la cuisine. Nous n'étions que seize convives. Or, le cheval que nous dégustâmes alors différait beaucoup de ceux que nous avons mangés hier au Grand-Hôtel. Chez Chevet, le bouillon de cheval avait un petit goût de poule fort agréable. Le filet rappelait le chevreuil ; il y avait une terrine à nulle autre pareille. On y servit encore des petits pâtés à la moelle de cheval qui avaient un grand mérite.

« Chevet avait voulu se surpasser, et il avait si bien

réussi, que les seize convives sortirent enthousiastes de la viande de cheval.

« Malheureusement la préparation n'a pas été aussi parfaite au dîner du 6 février... Ce dîner ne prouve donc rien ni pour ni contre la viande de cheval. Je crois que, préparée avec soin, et selon toutes les règles de la science culinaire, cette viande doit être aussi bonne que celle du bœuf, et qu'il serait assez difficile de distinguer l'une de l'autre...

« Il était onze heures lorsque la réunion s'est séparée, se proposant d'organiser bientôt un banquet de cheval pour les classes ouvrières. » JACQUES VALSERRES.

LE PAYS. « ... Le but de cette réunion était de combattre le préjugé malheureusement très-répandu qui repousse la viande de cheval, et prive l'alimentation publique d'une précieuse ressource... Les convives ont adressé des compliments bien mérités au Comité d'organisation... »

LE COURRIER DE LYON. « ... On n'a mangé que du cheval, et encore provenait-il de bêtes âgées et exténuées par la fatigue. Les convives ont déclaré que ces mets étaient excellents, et il ne faut pas désespérer de voir bientôt le cheval faire partie de la viande de boucherie...

« ... Laissez-nous donc tranquillement manger d'une viande aussi saine que bonne, afin qu'à notre exemple, le pauvre en profite, comme le riche, à raison de 60 centimes le kilogramme... » Docteur MUNARET.

LA GAZETTE DE FRANCE. « ... Tous ces mets, à la dégustation, ne le cédaient en rien à ceux préparés avec la viande de bœuf... M. Albert Geoffroy-Saint-Hilaire a porté un toast des plus applaudis à l'honorable M. Decroix, médecin vétérinaire, zélé continuateur des idées d'Isidore Geoffroy. On sait que M. Decroix a fait, depuis environ dix ans, des sacrifices de toute nature, soit en France, soit en Algérie, pour vulgariser l'usage de la viande de cheval, et pour la faire entrer dans l'alimentation publique. Des distributions en sont faites par ses soins, et en partie à ses frais. C'est pour lui venir en aide que la Société d'Acclimatation a voté une somme de 500 francs dans l'une de ses dernières séances... » BOSSIN.

LE JOURNAL DES DÉBATS. « ... Le Comité avait voulu prouver non-seulement que le cheval était mangeable, mais encore que, pour être mangeable, il n'avait pas besoin d'être jeune et élevé spécialement pour la boucherie... Si maintenant, après ce compte-rendu fidèle, on veut bien nous demander notre opinion personnelle, nous avouerons, sans nous faire aucunement prier, que nous sommes convaincu, par expérience (nous écrivons le lendemain du Banquet, comme le recommande Brillat-Savarin), de la valeur de la viande de cheval, non pas comme viande de choix et recherchée, mais comme aliment substantiel, d'un goût agréable, *sui generis*, et d'une digestion facile. Nous sommes prêt à recommencer l'expérience; nous souhaitons même que la viande de cheval ait bientôt sa place à l'étal du boucher, et nous croyons, comme la Société protectrice et son excellent secrétaire, M. Bourguin, que l'habitude de cette nourriture une fois prise, elle servira tout autant les intérêts des masses, qui bénéficieront, chaque année, de 50 à 60 millions de kilogrammes de viande sans emploi, que ceux de la race chevaline, qui, devenue marchandise, échappera aux mauvais traitements et aux cruautés de ses bourreaux. » J. ASSÉZAT.

LA PATRIE. « ... Ce que nous dirons, en résumé, c'est

que la viande de cheval n'a rien de désagréable au goût, que le tissu de cette viande est un peu plus serré que celui de la viande de bœuf, et que ses qualités nutritives nous semblent égales à celles des autres viandes. »

E. Bouchery.

L'Indépendance belge. « ... Un fait qu'il convient de noter, c'est que la consommation de la viande augmente, tandis que celle du pain diminue. Cette circonstance est favorable aux efforts très-louables que font en ce moment beaucoup de personnes des différentes classes de la société, dans le but de propager l'usage de la viande de cheval. Le premier moyen qu'elles emploient, c'est de combattre, par l'exemple, le préjugé qui tend à faire croire que cette viande est malsaine, dure, coriace, peu succulente et indigeste. Il n'en est absolument rien. Cette viande, quand elle est saine, comme toutes les autres, d'ailleurs, est très-nutritive, d'un bon usage, et d'un goût nullement désagréable. »

Le même journal a publié en outre un long article de fonds de plus deux colonnes, dans lequel l'auteur fait ressortir, d'une façon victorieuse, tous les avantages que présente la viande de cheval au double point de vue de l'alimentation publique et de la compassion pour les animaux.

La Presse. « Hier a eu lieu, dans l'immense salle du Grand-Hôtel, le Banquet hippophagique sur l'annonce duquel les hommes d'esprit du journalisme se sont divertis depuis quelques jours... Le but avoué de ces agapes était de réagir contre le préjugé qui s'oppose à ce que la viande de cheval entre dans la consommation; préjugé qui, nous avons lieu de le croire, existe plutôt dans l'esprit de ceux pour lesquels cette viande n'est point faite, que dans l'esprit des malheureux pour qui elle serait un bienfait... Le point urgent serait d'obtenir la liberté de la vente de cette viande, afin que le bas prix de celle qui peut seule être livrée à la consommation, lui fit faire son chemin dans les classes de la population qui ne peuvent pas se payer le luxe de la viande de bœuf ou de mouton... Il s'agit de savoir s'il ne vaut pas mieux manger un pot-au-feu à la viande de cheval, que de n'en pas manger du tout, et si les vieux serviteurs que l'on use jusqu'à extinction, ne rendraient pas plus de services dans la marmite du pauvre que dans les brancards de la voiture où ils succombent sous les coups de fouet du cocher ou du charretier brutal... » A. Sanson.

L'Opinion nationale. « ... On a mangé du cheval sous toutes les formes et à toutes les sauces... Les convives ont fait honneur au dîner de manière à effacer toute prévention... M. Jules Delbrück, dans un discours plein d'aperçus élevés, a fait ressortir le côté moral de cette innovation. Les chevaux qu'aujourd'hui l'on épuise jusqu'au dernier souffle, qu'on accable de souffrances pour en tirer parti, seront désormais moins maltraités, quand viendra l'âge où ils ne pourront plus rendre de services comme bêtes de travail, car leurs possesseurs seront intéressés à les maintenir en bon état, à les soigner même, au point de vue de la boucherie. M. Delbrück a appelé cela le côté moral de la question, parce qu'en effet tout ce qui sert à adoucir les mœurs de l'homme mérite considération et encouragement... »

Le Petit Journal. « Manger du cheval en campagne n'est pas une chose extraordinaire. Il n'est pas de militaire qui ne s'en soit bien trouvé. Mais se réunir dans un somptueux palais de Paris, pour se livrer à ce régal, voilà qui est moins naturel... Le banquet était constitué sous les auspices d'un grand nombre de membres de la Société protectrice des animaux. Singulière façon, dira-t-on, de protéger ceux qu'on aime en les avalant... Ils comptent, en faisant du cheval un animal alimentaire, le soustraire aux rigueurs qui l'attendent presque toujours à la fin de sa vie... et mettre à la portée des classes laborieuses un aliment abondant et sain contre lequel s'élève un simple préjugé. C'est cette prévention qu'il fallait combattre en prêchant... non, en mangeant d'exemple... Le repas a été splendide... Personne, sans être prévenu, ne saurait distinguer le cheval du bœuf : même saveur, même goût, même richesse de principes nutritifs... Des savants, des médecins, des journalistes ont prêché d'exemple. La Commission va maintenant préparer... un grand repas populaire, auquel on invitera des contre-maîtres et des ouvriers à manger avec elle de la viande de cheval pour en faire de zélés et intelligents propagateurs... »

MORTIMER.

L'UNION MÉDICALE. « ... Ce Banquet a parfaitement réussi... Il a atteint le but qu'il avait en vue. — Mangez du cheval, disait-on aux pauvres. Et les pauvres pouvaient répondre aux gens aisés : — Mangez-en vous-mêmes. C'est ce qu'ont fait les aisés; ils ont voulu donner l'exemple, et le Banquet du 6 février avait réuni une société aussi nombreuse que choisie. J'y ai compté beaucoup de médecins, et, sans m'en étonner, cela m'a fait plaisir. Partout où l'on convoque les hommes au nom d'une bonne idée et d'un sentiment humanitaire, les médecins accourent... Le bouillon était bon; cependant dans mes précédents repas de cheval, je l'ai trouvé meilleur. Il est fort difficile de préparer un bouillon irréprochable pour cent trente personnes... Dernièrement, à mon humble table se sont assis dix ou douze amis qui ont trouvé délectable et d'une richesse de goût inouïe le bouillon de cheval préparé par ma ménagère... Cette première question du bouillon est importante. Pouvoir faire de la soupe, de la bonne soupe, nourrissante et salubre, avec de la viande à prix considérablement réduit, serait remplir une condition économique très-intéressante, surtout avec les habitudes alimentaires d'une grande partie de la population ouvrière et agricole pour laquelle l'aliment soupe est le principal aliment. Or, il n'y a plus d'incertitude aujourd'hui pour l'excellence du bouillon fourni par la viande de cheval. Ce sera une grande ressource pour les ménages peu aisés, là surtout où il y aura des malades ou des convalescents.

Le bouilli de cheval aux choux était, ma foi, très-bon. On aurait pu défier les papilles gustatives les plus exercées de deviner, *à priori*, si l'on mangeait du bœuf ou du cheval... Il était tendre et juteux. Il faut dire aussi que l'accompagnement des choux le rendait agréable.... Le cheval *en bœuf à la mode* a obtenu un véritable succès. Ici encore impossibilité de distinguer l'espèce chevaline de l'espèce bovine.

Le *hachis de cheval à la ménagère* est un mets dont je m'accommoderais aisément dans mon ménage...

... Les ordonnateurs du Banquet l'avaient composé de mets simples, faciles à préparer. L'art culinaire n'avait pas ici exercé ses talents de transformation ; tout cela s'est présenté dans le simple appareil de la plus bourgeoise cuisine, et l'on a pu juger le cheval sans fard et sans apprêt.

On annonce que M. le préfet de police va autoriser l'établissement d'un étal pour la vente au débit de la viande de cheval. Pourquoi, en effet, interdirait-on cette vente ? Les précautions à prendre pour assurer qu'on ne livrera à la consommation que des viandes saines sont les mêmes que celles que l'on prend pour les viandes de boucherie proprement dites. Viande salubre, mesures pour que le public ne soit pas trompé sur la nature de la chose vendue, assurant que l'on ne vendra pas du cheval pour du bœuf, dans ces conditions là, il n'y a aucun inconvénient à laisser débiter la viande de cheval... »

LE MONITEUR DU CALVADOS. « ... Les principaux organes de la presse parisienne avaient envoyé leurs représentants les plus compétents à cette intéressante réunion... Tous les convives étaient mus par le même sentiment : celui de venir puissamment en aide à la classe ouvrière et nécessiteuse, en introduisant la viande de cheval dans l'alimentation publique... L'expérience a été sérieusement faite; elle a complétement réussi... Cette viande n'a pas sans doute la prétention de détrôner celle qui s'étale à bon droit dans nos boucheries... mais elle lui servira très-utilement *d'auxiliaire*, surtout dans ces populations pauvres, affaiblies ou étiolées, pour qui les viandes ordinaires sont un aliment de luxe. Après cette expérience décisive, il est à désirer que chaque ville importante organise son banquet hippophagique... » G. PIGNET.

L'OUEST PARISIEN. «... A ce brillant Banquet qui fera époque dans les annales de la bienfaisance — car il avait pour but de faire entrer dans la consommation 40 à 50 millions de kilogrammes de bonne viande perdue chaque année, et de conseiller, par l'exemple, aux moins fortunés, une nourriture saine, abondante et peu coûteuse, — plusieurs toasts ont été accueillis avec un enthousiasme qui témoignait et de l'excellence du repas, et de la conviction des joyeux convives... » DE BEAUPRÉ.

LE JOURNAL LITTÉRAIRE. « ... *Il a mangé du cheval!!!* s'écriait-on jadis avec horreur et pitié... Aujourd'hui voilà que, dans l'abondance de tous autres comestibles, des gens se sont réunis tranquillement au Grand-Hôtel, et de gaîté de cœur, se sont mis à faire un petit banquet de chair de cheval,.. Ils s'en sont si bien régalés, ils s'en lèchent encore si bien les doigts..., que nous restons fort désillusionnés d'avoir si longtemps accordé nos sympathies et notre intérêt au malheureux qui avait jadis mangé du cheval, et nous découvrons que cet infortuné, dont nous plaignions tant le sort, n'était qu'un gastronome sournois qui faisait un joli dieu de son ventre. Car il paraît que les hippophages qui se sont réunis n'ont eu d'autre but, tout en faisant un bon repas, que de prouver que la viande de cheval est un produit alimentaire de premier choix... Personne, sans être prévenu, ne saurait distinguer le cheval du bœuf : même saveur, même goût, même richesse de sucs nutritifs... » E. CHAVETTE.

LE JOURNAL DES INSTITUTEURS. « ... Une Société *hippophagique* fut instituée dans le but de faire adopter la viande de cheval, et, pour prêcher d'exemple, les membres de la Société, où figurent des maîtres de la science, se mirent à en manger eux-mêmes. Ils la trouvèrent parfaite, l'enguirlandèrent des plus honorables certificats, et la plaçant sous le patronage de la philanthropie, du progrès et de l'économie domestique, ils en firent savourer à leurs concitoyens. Si quelques personnes se montrent encore défiantes, nous ne doutons pas que le Banquet hippophagique qui vient d'avoir lieu, à Paris, n'achève de les convaincre.

« ... Dans les dîners ordinaires, il arrive souvent que les plats n'ont pas tous le même succès; mais cette fois ils furent tous déclarés bons... Si le Banquet ne parvient pas à donner à tous les Français la passion de la viande de cheval, il aura du moins l'avantage de leur prouver, par la verve des assistants et les excellentes choses qui se sont dites à table, qu'on peut être hippophage, sans devenir pour cela plus sauvage, et sans cesser un seul instant d'être de très-aimables et très-spirituels convives. »

DE BRUGNY.

LA REVUE D'ÉCONOMIE RURALE, *Journal des Cultivateurs.*
« ... Il suffit de détruire le préjugé pour que la viande de cheval devienne d'un usage habituel et comble un vide dans l'alimentation publique. C'est pour atteindre ce but qu'une Commission, composée d'hommes dévoués à leur pays, a eu la bonne pensée d'organiser un Banquet dans lequel la viande de cheval devait être le principal aliment... : voilà un premier pas de fait, et il portera ses fruits ; encore un peu de propagande, et le préjugé disparaîtra entièrement. L'œuvre entreprise avec tout le désintéressement possible par les membres de la Commission mérite toutes les sympathies, puisque c'est une œuvre utile, humanitaire, une œuvre de compassion. C'est une œuvre utile, puisqu'elle a pour but de faire entrer dans la consommation un aliment perdu ; c'est une œuvre humanitaire, puisque cet aliment fournira une nourriture plus substantielle aux classes laborieuses, et réparera des forces absorbées par un travail assidu ; c'est une œuvre de compassion, puisque la vieillesse des pauvres chevaux qui ont été pour nous de si puissants auxiliaires, deviendra meilleure, le jour où les propriétaires sauront qu'ils peuvent tirer de la viande de ces animaux un parti avantageux...

« La présence de M. Baube, chef de division à la Préfecture de police..., laisse supposer que l'on ne tardera pas à autoriser, à Paris, l'ouverture d'une boucherie de cheval, et cette viande se trouvera ainsi placée, avec raison, dans le droit commun : en mangera qui voudra; nous avons la certitude que les chevaux abattus chaque jour ne donneront pas satisfaction à toutes les demandes...»

A. DE LAVALETTE.

L'AIGLE, COURRIER DU MIDI. « ... Le cheval coûte, le bœuf rapporte, disent les vieux agriculteurs. Il est certain qu'en détruisant un préjugé absurde, on pourrait faire deux parts de la vie du cheval. Jusqu'à quinze ou seize ans, on le ferait travailler; à cet âge on le réserverait pour la boucherie. Vienne, Copenhague et bien d'autres villes possèdent des boucheries spécialement consacrées à la vente du cheval. On m'affirmait, hier soir, que M. Boitelle venait de signer l'autorisation d'établir, à Paris, une boucherie semblable. Si cela est vrai, l'hippophagie sera installée officiellement, et rien ne l'empêchera plus de passer dans les mœurs. C'est un appoint considérable pour l'alimentation publique. Bien des pauvres gens pourront se donner un bon bouillon. J'aime mieux le bouillon de cheval que la *promesse* de la poule au pot, promesse faite il y a deux siècles et demi, et dont l'accomplissement se fait bien attendre : *cheval* tiens vaut mieux que *poule* tu l'auras.

« Il est certain que l'hippophagie exercerait une action salutaire sur nos mœurs et sur notre agriculture. Les chevaux seraient moins malheureux, moins maltraités, si leur vie de travail ne se prolongeait outre mesure. On les accable de travaux d'autant plus pénibles qu'il leur reste moins de forces. Plus ils vieillissent, plus on exige. L'on s'habitue à les battre et à les maltraiter. Remarquez bien que les animaux malheureux sont justement les bêtes de travail. Celui dont le sort a donné lieu au proverbe — courte et bonne, — n'a qu'un mauvais moment, le dernier, quand le charcutier fait son œuvre. Le bœuf, dont la destinée est mixte, est beaucoup plus doucement traité que le cheval, l'âne et le mulet. Assimilons au bœuf ces utiles serviteurs. Donnons-leur une existence plus courte mais meilleure, et nous augmenterons la quantité de viande offerte à l'alimentation publique.

« L'Église a pu condamner jadis les repas hippophagiques. Plusieurs prêtres assistaient au Banquet du Grand-Hôtel, et ils ont mangé du cheval. Ils l'ont traité en viande catholique. Une dame, poussée par la curiosité, s'était déguisée en homme, pour prendre place à la table... »

Ch. Lanjeau.

Revue agricole de l'Aube. « Cent cinquante convives, au nombre desquels j'étais, sont venus combattre un vieux préjugé qui fait jeter à la voirie des millions de kilogrammes d'une viande saine et savoureuse. Il y avait là des savants, des membres de l'Institut, des médecins, des vétérinaires, des administrateurs des grandes entreprises de voitures publiques, etc., etc.

« La presse au grand complet, depuis le *Moniteur* jusqu'au *Petit journal*, avait envoyé ses représentants.

« On a très-bien dîné et mangé du cheval à toutes les sauces; à trop de sauces, peut-être!

« La soupe, le bouilli, le *cheval* à la mode et le rôti étaient délicieux. C'est là l'important, car c'est seulement sous ces diverses formes que le cheval est destiné à entrer dans la consommation...

« ... Il paraît aujourd'hui prouvé que la chair d'un herbivore comme le cheval est un aliment excellent, et il est sûr qu'il vaut mieux pour le pauvre animal mourir sous la masse du boucher, quand il a fini son temps de service, que périr sous le couteau de l'équarrisseur, après avoir été jusqu'au dernier moment excédé de travail et de coups...

« La cause de l'hippophagie vient de faire un grand pas. Elle sera gagnée quand on ouvrira des boucheries où l'on vendra du cheval. En achètera qui voudra. Si on essaie, on verra que c'est bon. J'en parle par expérience. »

Comte de LAUNAY.

Le directeur du journal ajoute : « ... Comme en France il est plus facile d'arrêter une innovation heureuse avec un trait d'esprit et une saillie, que de la faire accepter avec d'excellentes raisons, le premier journaliste venu qu'on aura oublié d'inviter au Banquet du Grand-Hôtel écrira qu'en fait de cheval, il aime mieux le voir aux brancards de sa voiture qu'à son tourne-broche..., et voilà une amélioration ajournée, une rallonge qu'on ne peut adapter à la table de la consommation publique, une réalisation du bien-être matériel retardée dans son chemin... »

F.-A. DOSSEUR.

BULLETIN DE LA SOCIÉTÉ ROYALE PROTECTRICE DES ANIMAUX. (Bruxelles). « La question de l'alimentation par la viande de cheval est une question intéressante à étudier, qui rallie de nombreux et sérieux partisans. Il s'agit, en effet, de rendre moins sensible, aux classes laborieuses surtout, le renchérissement toujours croissant des substances alimentaires, en préconisant l'emploi d'une nourriture saine, substantielle et peu coûteuse.

« La plupart des Sociétés protectrices encouragent les efforts tentés en ce sens, et, en agissant ainsi, elles ne sont nullement en contradiction avec elles-mêmes. La protection qu'elles réclament en faveur des animaux ne tend point à restreindre ou à proscrire l'emploi de telles ou telles viandes, de telles ou telles matières animales servant ou pouvant servir à l'alimentation. Elles ne songent pas non plus à interdire de tuer les animaux, toutes les fois qu'il peut être utile ou nécessaire de le faire, car cela serait absurde. Il serait, en effet, tout à fait déraisonnable, en ce qui concerne les animaux, de laisser venir le terme fatal fixé par la nature, d'attendre leur mort naturelle, puisque ce serait renoncer gratuitement à tous les services que les espèces animales sont à même de nous rendre, en servant non-seulement à notre alimentation, mais encore à cette foule d'usages auxquels notre industrie a su les approprier.

« Bien loin d'avoir de pareilles idées, les Sociétés protectrices s'efforcent d'enseigner à tirer le meilleur parti possible des animaux ; ce n'est point l'usage, mais l'abus qu'elles condamnent ; ce n'est point la mort, mais les souffrances qu'elles réprouvent ; souvent, en effet, la mort, loin d'être une souffrance, est, au contraire, le terme même de la souffrance. Cela est vrai surtout pour les chevaux. Une lente et cruelle agonie est le plus ordinairement la triste fin réservée à ces nobles animaux, après la plus brillante carrière.

« Il n'est donc point étonnant que les Sociétés protectrices, comprenant l'impossibilité de créer, pour les animaux, un *Hôtel des Invalides*, alors qu'il n'y en a même pas pour les hommes, aient songé à soustraire les chevaux à cette vie de douleurs sans nom qui leur est ordinairement réservée, en conseillant de les envoyer à la boucherie plutôt que de les faire souffrir sans pitié jusqu'à ce qu'ils expirent exténués de fatigues, de privations et de coups.

« Telle est la raison pour laquelle les Sociétés protectrices encouragent l'hippophagie. »

www.ingramcontent.com/pod-product-compliance
Ingram Content Group UK Ltd.
Pitfield, Milton Keynes, MK11 3LW, UK
UKHW020357180726
13839UKWH00003B/1155